Rasierspiegel
oder
die Kunst, sich selbst zu rasieren

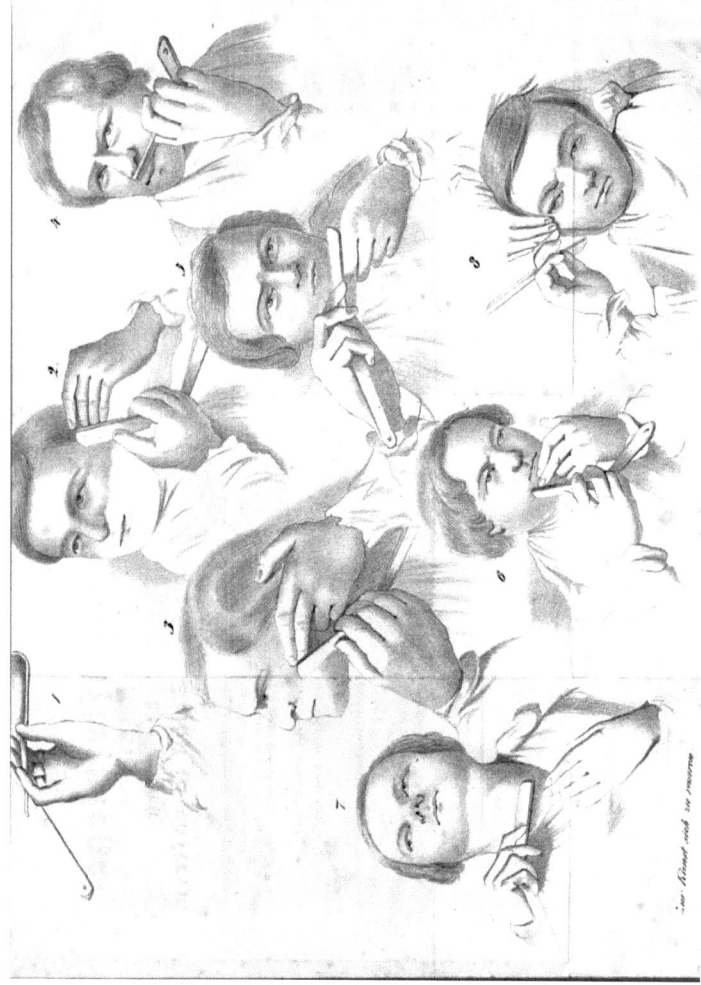

Rasierspiegel

oder

Die Kunst,
sich selbst zu rasieren,

nebst
den notwendigen Belehrungen über Rasiermesser,
Englische Mineralpaste, Streichapparate, Seifen
und alles zur Verschönerung des männlichen
Antlitzes Erforderliche.

Faßlich dargestellt
von Herrn Professor Legrand in Paris.

Aus dem Französischen übersetzt und mit Rezepten zu
Seifenpulvern, Seifenspiritus, echtem Kölnischen Wasser
und sonst Interessantem vermehrt
von
Leopold Reinig.
Mit acht die verschiedenen Haltungen beim Rasieren
bildlich
erläuternden Figuren.

Weimar, 1846.
Verlag, Druck und Lithographie von B. Fr. Voigt.

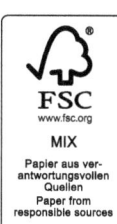

Impressum:
© 2018 L. P. (Hrsg.)
Druck und Verlag: BoD-Books on Demand, Norderstedt.
ISBN: 978-3-74609-149-5

Vorwort.

Ein recht glatt rasiertes Gesicht, besonders, wenn es zugleich von einem sorgsam und mit Schönheitssinn gepflegten Backen-, Schnurr-, Kinn-, Stutz- etc. Bart garniert, resp. markiert und dem Träger dadurch der Stempel teils von Ordnungsliebe und Geschmack, teils auch wohl eines gewissen edelstolzen Selbstbewußtseins aufgedrückt ist, - welche Zierde für einen Mann! und – was die Hauptsache ist – zu welcher oft Liebes- oder doch Eheglück anbahnenden Empfehlung dient ein solches Aushängeschild an sich schon bei dem schönen Geschlechte, das nun einmal, nach dem ihm angeborenen und überwiegenden Schönheitssinne, wie an sich selbst, so auch bei den Männern, in der Regel mehr auf eine glänzende, *à la mode* ausgeputzte Außenseite, als auf gediegenen inneren Gehalt – Beides ist bekanntlich nicht immer an und in einer Person vereint – hält oder resp. sieht! – Wer sollte nun dies wissen und – unbeachtet lassen wollen?! – Wie viele gibt es aber nicht andererseits, namentlich in der jungen Männerwelt, welche, sei es nun aus Eigenheit, aus nötiger oder unnötiger Ökonomie, oder aber auch wohl aus Ekel davor, sich von fremden, nicht immer appetitlich aussehenden, Händen im Gesichte herumfahren zu lassen, – es vorziehen, das bei einiger Übung eben nicht schwierige Geschäft des Rasierens an sich selbst zu verrichten! Um nun diesen Herren das sonst erst mit manchem Blutstropfen, mit mancher Schmerzempfindung zu zahlende Lehrgeld möglichst zu ersparen, wurde die Verdeutschung der vor

Kurzem in Paris erschienenen „*Méthode pratique ou l'art de se raser soi-même etc. par M. Legrand*" (*Professeur*) unternommen, und der Verleger schmeichelt sich mit der Hoffnung, wenn auch nicht gerade einem unumgänglichen Bedürfnisse abgeholfen zu haben, doch vielen, aus vorerwähnten so bewegenden Gründen, damit recht willkommen zu sein.

Die das Schriftchen begleitende Figurentafel stellt übrigens alle Handgriffe u.s.w. so anschaulich dar, daß es für manche selbst kaum noch auch der Textbeschreibung bedürfen möchte.

Der vom Übersetzer beigefügte Anhang enthält teils unmittelbar Nützliches, teils auch Dinge, welche zu kennen gewiß nicht ohne Interesse ist.

Inhalt

Einleitung.

Die Fähigkeit, sich selbst zu rasieren, ist von großem Nutzen, und ihre Anwendung daher auch fast allgemein geworden, besonders unter der bemittelten Klasse; man erkennt ihre Notwendigkeit auf Reisen oder beim Leben auf dem Lande, sowie unter vielen anderen Umständen an, wo die Zeit sich kostbar macht und man doch nicht unrasiert sich sehen lassen mag. Es ist nämlich nicht immer ein Barbier bei der Hand, um nach Bedürfnis rasiert zu werden; zudem geht das Selbstrasieren rascher und es ist auch oft unangenehm, sich das Gesicht von allerhand, nicht immer ganz reinlichen, Leuten betasten zu lassen; endlich sollten auch alle junge Männer, gleichviel, welchen Rang sie in der Gesellschaft einnehmen, sich in dieser Weise selbst zu bedienen lernen, weil ihnen dieses Können sowohl Zeit, als Geld erspart. Die Personen, welche sich dem Militärstande widmen, werden, besonders wenn sie in Kriegszeiten mehrere Tage nacheinander auf dem Marsche sind, es stets für ein Glück halten müssen, sich selbst den Bart abnehmen zu können, denn nichts ist weniger ermüdend, als diese Kunst. Noch ersprießlicher erweist sie sich für den Seemann, weil dieser zuweilen in den Fall kommt, halbe Jahre lang in heißen Klimaten auf dem Meere zubringen zu müssen, wo er sich in der unangenehmen Alternative befinden würde, entweder seinen Bart wachsen zu lassen, oder, weil es an Bord oft an einem Barbier fehlt, dessen Stelle dann wohl der Küchenjunge vertritt, durch die schwere Hand desselben und bei dem schlechten Zustande, worin sich sein Barbierzeug befindet, einer Art von Folter ausgesetzt zu werden.

Klassifikation der Bärte.

Ich werde jetzt die am Schwersten abzunehmenden Bärte beschreiben. Die Bezeichnung derselben allein nach ihrer Farbe ist untunlich, weil es deren schlimme von allen Farben gibt; nur die Beschaffenheit des Haars macht sie mehr oder weniger stark und bedingt, in Verbindung mit dem Grade der Hautfeinheit, die größere oder geringere Schwierigkeit des Rasierens.

1) Die am Wenigsten leicht abzunehmenden Bärte sind die, wo das Haar sehr fein und etwas rötlich gefärbt ist; die Personen mit solchem Bart haben gewöhnlich eine sehr feine Haut und zeigen sich gegen das Rasiermesser überaus empfindlich, denn das Haar derselben ist, obgleich fein, doch nicht weniger hart, und die Muskeln befinden sich bei ihnen der Haut sehr nahe, Auch gibt es Männer, welche eine wie gekörnte Haut, der Erdbeeren- oberfläche ähnlich, haben, und es geschieht gar häufig, daß beim Gegenstriche, d. h., wenn der Bart von der entgegengesetzten Seite, als wohin seine Haare liegen, abrasiert wird, Blut erscheint, ohne daß man eigentlich die Haut verletzt hat; nur das Oberhäutchen, die soge- nannte Epidermis, ist etwas zerrissen worden, oder, wie man zu sagen pflegt, das Haar ist ein wenig gesprungen. Diese Art Bart wird trockener Bart genannt.

2) Die sehr starken schwarzen Bärte, deren sehr dickes Haar auf der Haut, wie ein vom Winde niedergeworfenes Kornfeld, aufliegt, haben zum Teil ein feines Haar, das aber sehr dicht steht; sie sind dermaßen schwierig abzunehmen, daß das Messer beim Schneiden wie zurückfährt und die Haare gleichsam abspringen, und hält man das Messer hier nicht sehr fest zwischen den Fingern, so sind diese letzteren selbst vor Schnitten keineswegs gesichert, wie dies sogar bei Barbieren vorkommt. Diese Bärte führen (in Frankreich) den Namen blaue Bärte.

3) Gemischte Bärte. Personen mit dieser Art Bart sind empfindlich und besonders unterhalb der Unterlippe sehr zum Bluten geneigt; der Bart steht immer sehr dicht um das Kinn und über der Oberlippe, während er auf und längs der Backen fast ganz fehlt; man nennt diesen Bart schmutzig, weil das Haar desselben an sich fettig ist und sich daher der Staub ihm leicht anhängt, selbst bei den sonst reinlichsten Personen: diese sind deshalb, um nicht schmutzig auszusehen, genötigt, sich täglich zu rasieren.

4) Krausbärte, deren es von allen Farben gibt; die schlimmsten sind die, wo das Haar sehr gelagert ist und man seine Wurzeln durch die Haut hindurch sieht; der Bart kräuselt sich dabei schneckenartig, besonders unterhalb des Kinnes und am Halse; läßt man ihn mehrere Tage lang vom Messer verschont, so kommen etwas rot aussehende Knötchen zum Vorscheine, die jedoch stets denselben Tag, wo man sich rasiert, oder doch Tags darauf wieder verschwinden: dieselben entstehen dadurch, daß die Spitze des Barthaars in die Haut sticht und diese dann durch das Reiben sich entzündet. Die Herren, welche sich den Bart unter dem Kinne und am Halse wachsen lassen, haben daher sorgfältig darauf zu achten, daß er stets gehörig ausgekämmt sei, weil sonst die Knötchen sich verdicken und schwierig zu heilen sein würden. Übrigens besteht diese Gefahr nur für die ge- kräuselten und schmierigen (schweißigen?) Bärte.

5) Bärte, deren Haare <u>sehr dick</u> sind und <u>sehr weit voneinander</u> stehen; es finden sich zuweilen zwei und selbst drei Haare in einer und derselben Röhre. Wenn man diese Haare abrasiert, sollte man fast meinen, es mit Stacheln zu tun zu haben. Die also Bebärteten sind dermaßen empfindlich, daß ihnen ein Rasiermesser nie- mals gut genug schneidet. Weil nämlich die Haare bei denselben soweit voneinander abstehen, trifft des Mes- sers Schneide sie gleichsam in unwillkürlichen Stößen und bringt bei der betreffenden Person eine Empfindung hervor, welche derjenigen, von einem elektrischen Fun- ken erzeugt, ähnelt. Diese Bärte heißen <u>doppelte</u>.

6) <u>Hohle und aufgeblähte</u> (*mousseuses*) Bärte. Diese sind sehr leicht abzunehmen, denn das Haar ist, obgleich der Bart ein großes Volumen einnimmt, weich, gleicht übrigens auch ziemlich oft dem des Daches. Es gibt deren von allen Farben, vorzüglich aber blonde und rotbraune.

Sämtliche Bärte ändern im Alter ihre Farbe und die schönen schwarzen Bärte werden mit der Zeit die weißesten, wie solches auch beim Kopfhaare der Fall ist.

Wasser zum Rasieren.

Das beste Wasser zum Rasieren ist das Regenwasser; dasselbe ist ölartig (*onctueuse*), löst die Seife vollkommen auf und erleichtert so die Wirkung des Messers. Viele Barbiere bewahren sich daher noch immer davon zum Zwecke des Rasierens in steinernen Gefäßen oder Zisternen auf; in Ermangelung desselben aber bediene man sich zum Rasieren des Flußwassers. Warmes Wasser ist auch stets vorzuziehen, indem es den Bart erweicht und die Seife besser auflöst; ja für empfindliche Personen macht es sich unumgänglich nötig. Das Wasser aus Brunnen und Kanälen taugt weder zum Rasieren noch zum Waschen; denn es führt zu einer Umwandlung des Bartes und der Haare, macht beide nämlich rot oder weiß.

Seife

Fast sämtliche Seifen eignen sich für den Bart, doch ist die Neapolitaner-Seife die beste; ihr zunächst die Schmierseife, die Eibischseife etc. Übrigens ziehe ich die Seifenpulver vor, weil sie sich bequemer anwenden und auflösen lassen.

Man bedient sich wohl auch der Seifenessenz, doch mit wenig Bequemlichkeit, besonders auf Seifen, wo so leicht Flaschen zerbrechen oder umstürzen und so ihres Inhalts verlustig werden.

Des bezüglichen Gebrauchs der gemeinen Seifen, zum Preise von 15, 20, 25, 30 bis 40 Centimen (1 Sgr. 2 Pf.–3 Sgr.) das Pfd, möge man sich ja enthalten, weil diese Seifen mit schlechten Fettarten und auf kaltem Wege fabriziert werden und sich nur mit Hilfe der dabei angewendeten Säuren so wohlfeil herstellen lassen.

Diese Sorten von Seife verbrennen den samtartigen Flaum der Haut, machen sie hart und wie mit Mehl bedeckt (*farineuse*).

Rasiermesser.

Die guten Rasiermesser sind aus feinem Stahl, sogenanntem Guß- oder englischem Stahle, gefertigt; auch müssen sie in gehörigen Verhältnissen, hinsichtlich ihrer Breite und der Dicke ihres Rückens, gearbeitet sein; denn die Güte eines Rasiermessers hängt von seiner Façon gar sehr mit ab.

Einen verdienten Rufes genießen die englischen Rasiermesser, aber sie sind teuer. In England zahlt man für ein Paar dergleichen wohl 15, 20 und 25 Francs (ca. 5–6 Thlr.), zu welchen Preisen aber deren von gleicher Qualität auch in Frankreich (vielleicht auch in Deutschland?) zu haben sein möchten.

Das Rasiermesser leidet durch Kälte, und es ist daher im Winter durchaus notwendig, es vor dem Abziehen auf dem Streichriemen in warmes Wasser zu tauchen; die Wärme wirkt in auffallender Weise dahin, ihm eine sanfte Schneide zu geben. Hat man nicht immer Wasser bei der Hand, so muß es auf irgendeine Art erwärmt werden, sei es auch nur, indem man es Abends unter's Kopfkissen legt, oder indem man es kurz vor dem Rasieren in die Hosentasche steckt. Dies ist übrigens auch der Grund, weshalb man in südlichen Ländern stets besser rasiert zu werden pflegt, als in nördlichen,

Ein gutes Rasiermesser schneidet, bei ihm gehörig gewidmeter Sorgfalt, lange Zeit nach Wunsch und braucht nur etwa alle zwei Jahre einmal geschliffen zu werden. Zwei gutgehaltene Rasiermesser dauern für eine ganze Lebenszeit aus. Ist man im Besitze mehrerer Rasiermesser, so bediene man sich eines und desselben so lange, als seine Schneide noch gut ist und lasse sie dann eines nach dem andern ausruhen.

Wollen die Messer ihre Schuldigkeit gar nicht mehr tun, so lasse man sie wieder gehörig schleifen. Zuweilen geschieht es auch wohl, daß die Rasiermesser schon gleich beim Hervorgehen aus den Händen des Messerschmieds nicht gut schneiden, weil nämlich die Schneide noch etwas Grat hat, oder auch nicht vollkommen gerade läuft; in beiden Fällen reicht es zu ihrer gehörigen Instandsetzung hin, die auf dem Streichriemen oder einem Stücke weiches weißes Holz mit einiger Sorgfalt abzuziehen, wobei man aber niemals außer Acht zu lassen hat, die Klinge vor dem Abziehen erst in warmes Wasser zu tauchen.

Nach abgenommenem Barte unterlasse man nicht, das Rasiermesser sofort mit einem feinen linnenen Tuche oder einem Stücke Leder, etwa einem Handschuh, abzuwischen und es dann an einem trockenen Orte aufzubewahren, um so allem Rosten vorzubeugen.

Öffnet man das Rasiermesser, um es entweder abzuziehen oder sich zu rasieren, so lege man es nachher ja nicht offen hin; nur zu oft geschieht es, um sich die Mühe des mehrmaligen Öffnens zu ersparen, daß man es mit freier Schneide auf einen steinernen Tisch legt, wodurch der feinen Schärfe der ersteren durch Reibung gar leicht geschadet wird. Manche Herren haben auch die üble Gewohnheit angenommen, ihr Rasiermesser nach dem Gebrauche mit einem Stücke Papier abzuwischen; es muß solches aber durchaus, wie vorhin bemerkt, mit Leder, oder feiner, weicher Leinwand, vorzugsweise alter, gebrauchter, geschehen.

Ist man im Besitze guter Rasiermesser, so kann denselben nicht genug Sorgsamkeit zugewendet werden, und man sollte sie daher auch immer nur durch einen Mann schleifen lassen, der sein Fach gehörig versteht; denn es kommt zuweilen vor, daß der Stahl auf dem Schleifsteine, wie man zu sagen pflegt, verbrannt wird, wonach dann das betreffende Rasiermesser nicht ferner zu den guten zu rechnen ist.

Man lasse auch niemals außer Acht, daß ein Rasiermesser empfindlich gegen die Kälte ist, und man also, um gut damit zu rasieren, es immer zuvor erwärmen muß. Als Beweis hierfür dient, daß ein Rasiermesser, welches sich in einem warmen Klima als vortrefflich erweist, stets weniger gut schneiden wird, je weiter man nach Norden kommt.

Bei Operationen, welche die Herren Chirurgen im Winter zu machen haben, müssen fiel ihre Instrumente stets bis mindestens zur Blutwärme temperieren; ebenso auch alle die, bei deren Arbeiten es auf hohe Genauigkeit ankommt, wie z. B. Gitarrenmacher etc.

Will man sich von dem vollkommenen Zustande eines Rasiermessers oder seines Instrumentes überzeugen, so versuche man es an der Hand, und findet sich so, daß es kratzt, so ist dies ein Zeichen, daß die Schneide reißen und lebhafte Schmerzen verursachen würde, indem entweder noch Grat daran zurückgeblieben oder das Korn des Stahls zu grob ist. Man berücksichtige wohl, daß es nicht genügt, wenn ein Rasiermesser scharf schneidet, sondern es darf dabei auch nicht im Mindesten kratzen. Beim Rasieren mit einem guten Messer fühlt man es auf der Haut fast gar nicht, nur erst nachher.

Diese Beobachtung kann sich den Wundärzten nützlich erweisen; denn wenn das Instrument, dessen sie sich bedienen, die Muskeln oder Nerven zerreißt, so wird der Kranke dabei stets heftige Schmerzen leiden.

Für die Herren, welche Backen- Schnurr- Hals- oder Stutzbärte tragen, wird es, sie stets in vollkommener Gleichheit zu erhalten, ein Leichtes sein, wenn sie bei der Egalisierung nur jederzeit Acht darauf haben, daß die Schneide des Rasiermessers dem Barte, den man stehen lassen will, stets zugekehrt bleibe, sowie auch, daß die linke Hand, welche die Haut anzieht, sich fortwährend <u>hinter</u> dem Messer befinde.

17

Daß man überhaupt, um sich einen Backenbart etc. stehen zu lassen, der Handhabung des Rasiermessers gehörig Meister sein muß, versteht sich von selbst.

Englische Mineralpaste.

Kein Rasiermesser kann seine gute, sanfte Schneide behalten, ohne daß man eine Mineralpaste zu Hilfe nimmt. Die Härte des Barthaars stumpft es stets ab, und häufig wird auch beim Abwischen des Rasiermessers dem feinen Faden seiner Schneide geschadet, was es außer Stand setzt, ohne die Erregung lebhafter Schmerzen fortzudienen.

Die Englische Mineralpaste, welche ich während meines Aufenthalts in England zu prüfen und zu vervollkommnen Gelegenheit genommen habe, hilft diesen Übelständen bestens ab; sie ist aus mehreren verschiedenen Substanzen zusammengesetzt, welche in der Weise miteinander verbunden sind, daß ihre sämtlichen Grundstoffe nacheinander auf alle guten Eigenschaften der Rasiermesser hinzuwirken vermögen. Diese Paste beseitigt nämlich den Grat, der noch an dem Rasiermesser zurückgeblieben war, macht die Bahn der Klinge stark und gleichmäßig abfallend und die Schneide so sanft, daß man keine Empfindung des Messers am Gesichte mehr spürt.

Diese Paste ist übrigens auch dem Verderben nicht unterworfen, schmeidigt das Leder, worauf man sie anwendet und erhält die Schneide des Rasiermessers so lange zu vollkommenem Gebrauche, daß man wenigstens zwei Jahre damit schneiden kann, ohne es während der Zeit auch nur einmal schleifen lassen zu müssen.

Personen, welche in allem, was die Eigenschaften der verschiedenen Stahlsorten und einer feinen Schneide betrifft, gediegene Kenntnisse besitzen, haben sich für die Wirksamkeit dieser Paste bereits entschieden günstig ausgesprochen. Man darf dieselbe durchaus nicht in Vergleich mit allen den Pomaden und Pasten stellen, welche so vielfältig von Scharlatanen angepriesen und verkauft werden, indem der eine wohl gar nichts als feingepulverten Sandstein, ein anderer gewöhnlichen Sand, ein dritter Staub u.s.w. für schweres Geld darbietet, und versteht sich, immer als das vorzüglichste Mittel und unter Garantie (ebenso wie es bei Kleiderstoffen die Elle zu 14 Sgr. häufig zu geschehen pflegt.) Wer sich dagegen meiner Paste bedient, wird sie gewiß allen anderen derartigen Mitteln vorziehen und ihr sein unbedingtes Lob und seine völlige Zufriedenheit nicht versagen.

Streichapparate.

Ein guter Streichriemen muß gehörig eben, seine Oberfläche durchaus ohne alle Höckerchen sein; auch darf er nirgends die geringste Elastizität wahrnehmen lassen; dabei muß er, den Handgriff ungerechnet, eine Länge von achtzehn bis zweiundzwanzig Zentimeter (ca. 7 bis 8 Zoll) haben und drei bis vier Zentimeter (etwas über 1 Zoll) breit sein. Die eine Seite des Streichapparates bildet ein Stück weiches Holz, dazu dienend, die feine

Schärfe, welche sich an einem harten Bart leicht abstumpft, wiederherzustellen. Die andere Seite desselben ist mit dichtem feinen Kalbsleder überzogen, worauf die zur Ansänftigung der Rasiermesserschneide dienende Mineralpaste gebracht wird.

Die schräge Bahn des Rasiermessers, ohne welche ein solches niemals gute Dienste zu leisten vermag, wird auf einem ebenen Stein erlangt; daher muß auch das Stück Leder, worauf das Rasiermesser, um seine Schneide anzuschärfen und in gutem Zustande zu erhalten, abgezogen wird, gehörig eben sein.

Die elastischen, bauchigen, konkaven, zylindrischen c. Streichriemen taugen nichts; sie verderben die Schneide, indem sie dieselbe fehlerhaft bilden, sie stets abrunden, was besonders mittelst elastischer Streichriemen geschieht, weil diese allem und jedem Druck und sonstigen Bewegungen des Rasiermessers nachgeben.

Als bester Streichapparat für Rasiermesser empfiehlt sich übrigens ein einfaches Stück Holz, in Form eines Lineals, auf dessen eine Seite von der mineralischen Paste gestrichen wird, während die andere frei bleibt. Hält man dieses sorgfältig rein, so daß keine Barthaare daran haften, so wird man finden, daß ein solches einfaches Werkzeug bessere Dienste leistet, als alle oft so pomphaft angepriesenen Streichzeuge.

Verfahren beim Abziehen der Rasiermesser.

Man beginnt damit, die Messerklinge in warmes Wasser zu tauchen und darauf schnell abzuwischen; dann setzt man sie an ihrem hinteren Teile auf das Streichzeug auf und fährt in der Richtung seiner Rückseite darüber hin; am Ende des Apparats angelangt, erhebt man die Klinge und dreht sie um, worauf dann mit dieser Seite in gleicher Weise und so verfahren wird, daß die Züge sich in diagonaler Richtung kreuzen und sonach stets die ganze Länge der Klinge das Streichzeug passiert. Man drückt dabei in solchem Grade auf, daß es einem Gewichte von zwei Pfund gleichkommt. Ist das Rasiermesser in dieser Art abgezogen und man findet seine Schneide noch hart, so wird das angegebene Verfahren wiederholt, indem man dabei Sorge trägt, die Klinge von unten nach aufwärts und stets mit dem Rücken vorweg zu führen; nur die letzten Züge müssen von oben nach unten stattfinden. Drei- oder viermaliges Abziehen genügt, um der Schneide eine sanfte, wohltuende Schärfe zu verleihen.

Bartbürste oder Bartpinsel.

Also nennt man einen Pinsel aus Dachshaar. Die besten Bartpinsel sind aus Russischem Dachshaar, welches an der Spitze härter und weißer ist, beim Einseifen größeren Widerstand leistet und auch von längerer Dauer ist.

Die Größe der Bartbürste muß sich danach richten, ob eine Person ein größeres oder kleineres Gesicht hat, weil jedenfalls die Bürste beim Einseifen freies Spiel haben muß. Je kleiner übrigens die Bürste ist, um so kürzer muß auch das Haar derselben sein.

Die Bartpinsel von Wildschwein-, Pferde oder Ziegenhaar taugen nichts. Das Wildschweinhaar ist zu hart, spritzt und hält auch die Seife nicht gut; das Pferdehaar dagegen wirrt sich untereinander und bildet in der Mitte der Bürste einen Wulst, was unmöglich angenehm sein kann. Kurz, zu einem vollkommenen befriedigenden Einseifen gehört durchaus eine Bürste mit gutem Russischen Dachshaar, das übrigens je kürzer je besser ist.

Verfahren beim Einseifen.

Man nimmt ein Glas oder sonstiges kleines Gefäß und gießt warmes Wasser hinein; dann taucht man den Bartpinsel in das Wasser und rührt ihn darin um, damit sowohl er, als das Gefäß sich leichter erwärme. Sodann gießt man das Wasser aus dem Gefäße. Weil der Pinsel davon eine hinlängliche Menge zurückhält. Um nun Seifenschaum zu erhalten tut man ein Paar Prisen Seifenpulver in das Gefäß, rührt solches dann mit dem Pinsel stark um und bekommt so einen zum einseifen passenden Schaum.

Man fährt nun mit der Bürste eine Minute lang über den bärtigen Teil des Gesichts, den man rasieren will, und zwar nach allen Richtungen hin, damit die Seife bis zur Wurzel des Baarthaars eindringe.

In Ermangelung von Seifenpulver kann man auch den betreffenden Teil des Gesichts mit einem Stück Seife, das zuvor in warmes Wasser getaucht worden, leicht einreiben und sodann mit dem Bartpinsel, wie vorhin angegeben, weiter verfahren.

Wer einen starken Bart hat und dabei sehr empfindlich ist, tut wohl, sich den eingeseiften Bart zuvor mit einem Handtuche zu reiben und dann nochmals einzuseifen; der so gewaschene und eingeseifte Bart wird sich dann ohne Schwierigkeit rasieren lassen. Bei einem langen und, als Folge der Arbeit des Betreffenden, stauberfüllten Barte macht es sich übrigens stets nötig, vor dem Einseifen sich erst das Gesicht zu waschen.

Viele Personen, die einen starken Bart haben, seifen sich mit der Hand ein, und es ist dies auch allerdings das beste, aber zugleich das langwierigste und mühsamste Verfahren, denn man muß sich dabei über die Auflösung der Seife stets genaue Rechenschaft geben können, weil andernfalls das Rasiermesser nimmer gut über die Haut hingleiten würde.

Bedient man sich einer öligen oder Neapolitanischen Seife, so tut man davon eine Erbse groß in den Pinsel, zerkleinert sie damit, rührt dann den Pinsel in dem Gefäß um und erhält so einen für die Haut sehr wohltuenden und dem Rasiermesser gehörig vorarbeitenden Schaum.

Allgemeine Bemerkungen über die Art und Weise, sich selbst zu rasieren.

Das Erste, was man zu tun hat, besteht darin, zuvor alles nötige zum Bartabnehmen herbeizuschaffen, damit man nicht etwa die verdrießliche Mühe habe, den bereits eingeseiften, aber wieder trocken gewordenen Bart nochmals einzuseifen; zu dem Ende sorge man denn auch dafür, stets ein Stück alter Leinwand bei der Hand zu haben, um jedesmal, wenn das Messer mit Seife überzogen ist, dasselbe sogleich abwischen zu können.

Die Stellungen, wie man sie auf der diesem Heftchen beigehefteten Kupfertafel abgebildet sieht, sind beim Rasieren nicht gerade durchaus notwendig, aber doch die, welche am schnellsten zum Ziele führen. Es mag übrigens jedermann immerhin die Stellung annehmen, welche ihm am Vorteilhaftesten erscheint. Die Hauptsache ist nur, daß man die Art und Weise, wie das Rasiermesser zu halten und zu führen ist, und wie man dabei die Haut zu dehnen hat, gehörig lernt, ist dies einmal recht begriffen, so kann man sich dann in einer jeden Stellung rasieren, wie sie einem eben bequem ist.

Um sich nicht zu schneiden, wisse man: daß die Haut beim Rasieren nach der Richtung hingedehnt sein muß, welche das Messer nehmen soll; daß dasselbe seinen Zug schon begonnen haben muß, bevor es noch den Bart berührt; daß man sich wohl vorzusehen hat, die Schneide nicht in einer entgegengesetzten Richtung zu führen; daß auch die Hände, besonders die Finger der linken Hand, gehörig trocken sein müssen, damit ihnen die ausgedehnte Haut nicht entschlüpfe.

Die Hand, welche die Haut dehnt, darf sie niemals eher loslassen, als bis das Rasiermesser vom Gesicht entfernt worden; denn jenes gleitet über dieses, ohne es zu verletzen, nur so lange, als die Haut unter dem Messer gedehnt und somit verhältnismäßig straff und unnachgiebig ist.

Auch der, welcher sich zum erstenmale selbst rasiert, möge sich vor dem Schneiden nicht allzusehr fürchten, denn bei gehörigem Straffhalten der Haut hat es damit eben keine Gefahr. Hat man übrigens einen starken Bart, so ist es für den Anfang immer sicherer und daher anzuempfehlen, daß man zuvor einen oder zwei Versuche mit einem Rasiermesser mache, welches entweder gar nicht schneidet, oder dem man die Schneide hat nehmen lassen, oder das man selbst stumpf macht, indem es einigemale über einen Marmor- oder andern harten Stein gestrichen wird. Solches Verfahren erweckt stets Mut und verleiht Sicherheit, besonders, wenn man den Versuch mit Lebhaftigkeit und in starken Zügen wiederholt, um so durch Übung der Bewegungen des Handgelenks vollkommen Herr zu werden. Man setzt bei diesen Übungsversuchen das Messer nicht ganz flach an, gibt ihm vielmehr eine leichte Reinigung, wie sie eben hinreichend wäre, um das Haar durchzuschneiden, ohne zugleich die Haut zu gefährden. So nimmt man nun nach und nach den Seifenschaum mit dem stumpfen Messer weg, wobei man Sorge trägt, die Schneide auf der Haut nicht stillhalten noch die straffgedehnte Haut fahren zu lassen.

Hat man sich hinlänglich geübt, um endlich zum ernsten Werke schreiten zu können, so beginnt man selbiges

mit den Befestigen eines kleinen Spiegel an einem
Fenster, um sich so ein schattenloses Licht zu
verschaffen.

Alsdann steckt man sich eine Serviette vor, woran man
sich bei jedesmaligen Haltungswechsels die Finger abzuwischen hat, seift sich ein, trocknet sich die Hände,
nimmt sein Rasiermesser zur Hand, zieht es auf dem
Streichzeuge ab, hält sich gerade vor dem Spiegel und
rasiert sich nach den zuvor gehörig eingeübten Stellungen
etc.

Bei solchen Anfängern im Selbstrasieren, die keinen
starken Bart haben, genügt übrigens schon die bloße
Ansicht der, auf der diesem Werkchen beigebundenen
Kupfertafel angegebenen Stellungen, so daß sie, auch
deren Beschreibung zu lesen entübrigt sein können.

Das Halten des Rasiermessers.
(Siehe Fig. 1)

Man sieht, wie sich hier das Rasiermesser zwischen den
Fingern befindet, daß es mehr als geöffnet, daß es selbst
noch etwas nach dem Rücken hin gebogen ist. Der
Daumen ragt, wenn auch nur wenig, auf der Klinge vor,
so daß ein Nagel letztere berührt, und drückt gegen diese
an.

Die an der andern Seite des Messers befindlichen
Mittelfinger sind etwas gekrümmt und überragen um ein
Weniges den stumpfen Teil desselben, so daß sie mit den
ersten Gelenken den Rücken desselben berühren. Der

kleine Finger befindet sich dem Daumen zur Seite am Messerstiele, und zwar in größerer Beugung, als die anderen Finger, indem der Stiel des Rasiermessers seinem (des kleinen Fingers) Rücken beim zweiten Gelenke aufruht. Auch das Handgelenk etwas gekrümmt, so daß demnach das Messer nicht leicht schwanken kann.

Das Rasieren der linken Gesichtsseite.
(S. Fig. 29)

Das Messer wird, wie soeben angegeben, gefaßt. Man stelle sich alsdann gerade aufrecht vor den Spiegel, drehe den Kopf etwas nach rechts führe die linke Hand nach dem Ohre nahe an der Schläfengegend hin, dehne hier die Haut mit den Fingerspitzen aus, lasse den Hinterarm auf der rechten Brustseite aufruhen, setze nun das Messer in der Nähe der linken Hand an und führe sodann dasselbe nach dem Kinne zu abwärts, jedoch nur in mehreren abgebrochenen kleinen Zügen (nach deren jedem das Messer abzuwischen ist), und je nachdem dabei nun das Messer vorwärts geht, muß ihm stets die linke Hand in gleichem Maße folgen, damit der Raum zwischen der ausdehnenden Hand und dem Messer sich immer gleichbleibe, Je mehr man sich nun aber dem Kinne nähert, muß der Kopf um ein Weniges gedreht werden, so daß letzterer, ist man mit dem Messer am Kinn angelangt, ganz gerade gehalten wird. Sodann rasiere man mit derselben Haltung der Hände und des

Armes weiter nach oben bis in die Nähe des rechten Ohres, wobei ebenfalls, je weiter man aufwärts vorrückt, der Kopf wieder um ein Weniges nach Links hin gedreht werden, auch die hautdehnende linke Hand stets dem Messer in gleicher Nähe folgen muß. Übrigens merke man sich wohl, daß immer erst die linke Hand mit dem Ausdehnen beginnen muß, bevor das Messer die Haut berühren darf.

So wäre denn nun der Bart von einem Ohre bis zum anderen abgenommen.

Das Rasieren der linken Seite zwischen Nase und Mund.
(S. Fig. 3)

Man dehnt die Haut, indem man die Finger der linken Hand nahe am Mundwinkel hält. Die Haltung des rechten Armes bleibt dieselbe, wie vorhin. Die Hand dieser Seite macht nun ihre Aufwärtsbewegung, unter steter Beibehaltung der in der betreffenden Abbildung angegebenen Richtung, bis nach oben. Man halte dabei das Messer zwischen den Fingern recht fest, damit es vor der Härte des Bartes nicht zurückweiche; in zwei Zügen muß die linke betreffende Seite rasiert sein, wobei übrigens nach jedem Zuge das Messer abzuwischen ist. Um die Haut gehörig auszudehnen, nähere man die linke Hand bis unter das Nasenloch.

Übrigens ist noch zu bemerken, daß die Messerklinge hier fast ganz flach gehalten werden muß, besonders, wenn man damit unter das Nasenloch gelangt.

Das Rasieren der rechten Seite zwischen Nase und Mund.

(S. Fig. 4)

Man sieht, die Haltung ist hier etwas verschieden. Die Haut wird straff gespannt, indem man die Lippe auf die Zähne andrückt, gleich, als wolle man die Nasenlöcher erweitern, und so bewegt man nun das Rasiermesser niederwärts, wobei jedoch, um die untere Lippe vor Verletzung zu sichern, der Mund allmählich wieder mehr und mehr geöffnet wird. Der Kopf muß dabei etwas nach Links gewendet sein. Am Mundwinkel angelangt, kann man dort die Haut auf die Weise ausdehnen, daß der Mund geöffnet und der Finger sanft auf die Unterlippe gedrückt wird. Um alsdann die unmittelbar unterhalb der Nase befindliche Stelle zu rasieren, spannt man sie ebenso, wie vorhin, straff an, indem man nämlich die Oberlippe wieder fest auf die Zähne preßt, und führt, ganz gerade stehend und den Kopf etwas zurückgeworfen, die horizontalgehaltene Schneide mit einer einzigen Handbewegung über die fragliche Stelle hin.

Das Rasieren des Kinns und unterhalb des Mundes.
(S. Fig. 5)

Die Dispositionen weichen hierbei von den anderen sehr ab, besonders was das Halten des Rasiermessers betrifft. Man macht nämlich mit diesem eine halbe Wendung in der Hand, zieht den kleinen Finger zurück und läßt ihn seine Stelle neben den anderen einnehmen, und zwar so, daß die beiden ersten Finger auf der Messerklinge sich befinden, die beiden anderen dagegen um das Heft des Messers gebogen sind, um dasselbe fest in der Hand zu halten, während der Daumen ebenfalls auf die Klinge, den beiden ersten Fingern entgegen, drückt. Das so gehaltene Messer bietet einen bedeutenderen Widerstand dar, und dies ist auch notwendig, weil der rechte Arm in dieser Haltung, als ganz frei getragen, aller Unterstützung entbehrt. Man sieht übrigens auch in der bezüglichen Abbildung, daß das Heft des Rasiermessers nach rechts gewendet ist.

Beim Rasieren selbst wird der erste (oder Zeige-) Finger der linken Hand auf das Kinn gedrückt, und so, indem zugleich die Unterlippe in den Mund gekniffen wird, die betreffende Haut gedehnt. Man setzt dann die Schneide unten am Kinn an und führt sie mit einem einzigen Zuge nach aufwärts, was dann so oft wiederholt wird, bis der Bart hier ganz beseitigt ist. Man hat dabei den Kopf beliebig nach rechts oder links zu wenden, auch nicht zu vergessen, daß die linke ausdehnende Hand dem Messer stets ganz nahe folgen muß. Auf diese Weise lässt sich nun auch der Bart an den Mundwinkeln, sowie auf den Backen, wegrasieren.

Das Rasieren der rechten Unterkinnseite
(S. Fig: 6)

Was die Haltung des Messers anlangt, so gleicht dieselbe vollkommen der in den ersten Abbildungen. Die Haut wird gedehnt, indem man die Finger auf den Kinnrand hält und den Kopf etwas rückwärts beugt, worauf das Messer nah an der Hand angesetzt und mit einer Handbewegung abwärts geführt wird, unter sorgfältiger Beibehaltung der in der Abbildung gezeigten Richtung, wobei die Schneide stets wie eine Sichel nach vorn geführt wird. In dem Maße, als man mit dem Messer abwärts gelangt, muß auch die Hand, welche die Haut anzieht, ihm stets folgen und muß man den Kopf mehr und mehr links drehen. Man kann sich auf diese Weise mit herabwärts geführten Zügen den ganzen Hals rasieren, wenn man nur stets Sorge trägt, den Kopf angemessen zu wenden und hinter dem Messer die linke Hand nahe folgen zu lassen, damit man sich nicht schneide.

Das Rasieren des Halses von unten herauf.

(S. Fig. 7.)

Die Haltung dabei ist, wie man sieht, der in der fünften Abbildung durchaus gleich, nur daß der Kopf weiter zurückgebogen ist. Auch das Halten des Messers stimmt mit dem in der fünften Abbildung völlig überein. Man zieht die Haut mit den Fingerspitzen straff und setzt an dieser Stelle das Messer an, jedoch so, daß es auf der Haut fast ganz flach aufliegt. So führt man es nun, wie bei der Fig. 5, aufwärts, wobei aber ebenfalls das Messer in der dort angezeigten Art recht fest gehalten werden muß, vornehmlich in der Nähe des Kinnes, weil hier der Bart härter ist und man das Messer niemals nachgeben lassen darf. Man rasiert in solcher Weise den ganzen Halsteil, immer von unten nach oben feine Züge führend und dabei die Haut gehörig anziehend. Sollten die Finger ausgleiten wollen, was an dieser Stelle leicht zu geschehen pflegt, wickelt man sich den Zipfel einer Serviette um die Finger.

Nachdem man so auch mit dem Rasieren des Halses fertig geworden, ist in der Regel der ganze Bart abgenommen. Indes gibt es ausnahmsweise Personen, welche noch bezüglich glätter, als es auf die gewöhnliche Art möglich ist, rasiert sein wollen, und dies kann nur nach der Manier geschehen, welche man das Rasieren gegen den Strich nennt.

Das Rasieren gegen den Strich.

(S. Fig. 8)

Die auffallende Haltung unserer Figur bezieht sich lediglich auf diejenigen Herren, welche sich gegen den Strich, d.h. gegen die Richtung welche der Bartwuchs nimmt, rasieren wollen; denn es betrifft eine Stelle des Gesichtes, welcher auf seine der anderen Manieren beizukommen ist. Zuweilen nämlich treiben die Barthaare an dieser Stelle weder auf noch abwärts, vielmehr nach dem Ohre hin, und sie lassen sich dann nicht wohl anders glatt wegrasieren, als durch Anwendung des folgenden Verfahrens.

Man schlägt den linken Arm über den Kopf und spannt mit den Fingerspitzen die Haut (hinter der rechten Ohrseite) setzt an, hält den Kopf etwas gebogen und lässt dann das Rasiermesser bis zum Kinnrande hinabgleiten.

Diejenigen Herren, welche sich gern recht glatt rasieren, suchen den Bart mit den Fingern, und indem sie alsdann die Haut straff halten, nehmen sie den Bart ab, was nach einiger Übung binnen zwei Minuten geschehen ist.

Will man übrigens ganz *con amore* rasiert sein, ohne leicht Gefahr zu laufen, sich zu schneiden, so tut man wohl, sich zweimal gleich nacheinander zu rasieren, indem man nach dem erstenmale wieder einseift und dann weiter ganz ebenso verfährt, wie zuvor.

Waschen mit Kölnischem Wasser.

(Eau de Cologne)

Nach dem Rasieren ist es nötig, aber doch wohltuend, in das Wasser, womit man sich nachher das Gesicht wäscht, einige Tropfen Kölnisches Wasser zu träufeln: dadurch wird sowohl das Wasser gesünder gemacht, als auch die Haut gestärkt und das von dem Rasiermesser herrührende Brennen derselben beseitigt. Man bediene sich indes nicht der gewöhnlichen Kölnisch-Wasser-Kompositionen, da die Essenzen, woraus diese zusammengesetzt sind, leicht die Nerven angreifen. Statt ihrer setze man dem Wasser lieber Weinessig etc. zu.

Im Anhang findet sich ein Rezept zu einem probaten kölnischen Wasser

Legrandsche Haar und Bartpomade.

Dieselbe macht Haar und Bart in kurzer Zeit wachsen, und Herr Legrand bietet demjenigen, der eine diesem Zwecke noch besser, wie die seinige, entsprechende Pomade zu Stande bringt, eine Belohnung von 2000 Frcs. an. Das Hauptdepot derselben ist in Paris, *rue Vivienne*, 15 und kostet ein Fläschchen 2 Frcs, 3 Fläschchen 5 ½ Frcs, 6 Fläschchen 10 Frcs.

Herr Legrand äußert sich in Betreff der Haar- und Barthygiene schließlich, wie folgt:

Dieser Teil der medizinischen Wissenschaft hat schon vor langer Zeit die Aufmerksamkeit älterer wie neuerer

Gesetzgeber in Anspruch genommen; namentlich waren es die Ägypter und Perser, welche dem Bart und dem Kopfhaar eine besondere Beachtung widmeten. In neuester Zeit sind jedoch alle gesundheitlichen Prinzipien in dieser Beziehung in Missachtung verfallen, und es haben die Ärzte es allmählich immer mehr unter ihrer Würde halten zu müssen geglaubt, sich mit den Ursachen des Ausfallens der Haare und den Mitteln, diesem Übel abzuhelfen, zu beschäftigen.

Es war daher wohl natürlich, daß ein durch seinen Erwerbszweig darauf hingewiesener Mann, von Stunde zu Stunde den verschiedenen Erscheinungen welche die Haare darbieten können, seine genaue Aufmerksamkeit zu schenken, mit ängstlicher Sorgfalt den Ursachen, welche der Trockenheit des Haars, seiner zu reichlichen Ausdünstungen, seinem Ausfallen und seinen Krankheiten überhaupt zu Grunde liegen, nachgeforscht hat, und daß er nun, auf Grundfläche der Physiologie, sowie auf eine Untersuchung des Haars von 200.000 Individuen beiderlei Geschlechts, sich stützend, dem Publikum ein Mittel zu bieten vermag, welches jenen verschiedenen Übeln vorzubeugen vollkommen geeignet ist.

Er enthält sich übrigens alles speziellen Tadels über jene durch Anzeigen und Reklamationen so hoch angepriesener Pomaden, welche größtenteils nichts als Erzeugnisse der Unwissenheit und des Scharlatanismus sind, indem von ihnen gesagt wird, daß sie das Haar selbst aus den kahlsten Köpfen hervorzutreiben ver-möchten, gleich als wäre es überhaupt möglich, aus einem

Greifenhaupte dessen Schädelhaut gleichsam verwelkt ist, noch Haar wachsen zu machen; er will das Publikum nur vor jenen Spekulationen gewarnt wissen, indem er zugleich dessen Aufmerksamkeit auf seine eigenen Arbeiten in dieser Beziehung hinzulenken sich erlaubt; er wünscht dabei nichts weiter, als nur nach Tatsachen beurteilt zu werden, und kann dies um so mehr, als seine eigene Pomade jetzt eine Vollkommenheit erlangt hat, welche sie in allen anderen Mitteln zum Hervortreiben der Haare und zur Beseitigung der ihrer Gesunderhaltung schädlichen Einwirkungen voranstellt. Diese Pomade daher empfehlen, heißt der öffentlichen Gesellschaft einen wichtigen Dienst leisten, heißt eine wirkliche Pflicht gegen sie erfüllen.

Anhang
Pariser Seifenpulver zum Rasieren.
Von Gutmann.

Man nehme: 8 Lot getrocknete und gepulverte Seife, 1 Lot gereinigte Pottasche, 1 Lot gepulverte Veilchen-wurzel, 1 Scrupel gepulverten Zime, 1 Scrupel gepul-verten Kardamom, und Lavendel-, Bergamott- und Cedro-Öl, von jedem 10 Tropfen; mische und reibe alles gut durcheinander, so daß es zu einem gleichartigen, feinen Pulver wird.

Beim Gebrauche löse man ein wenig von diesem Pulver in warmem Wasser auf.

Ein anderes ähnliches Pulver zum Waschen der Hände und des Körpers, das höchst vortrefflich ist, angenehm riecht und bequem in der Anwendung ist, bereitet man aus: 8 Lot gepulverter Seife, 16 Lot getrockneten und gepulverten Roßkastanien, 1 Lot gereinigter Pottasche, 2 Lot gepulverte Veilchenwurzel und einem halben Quentchen Lavendel- und ebensoviel Bergamottöl.

Alles wird zu einem feinen Pulver untereinandergerieben und in verschlossenen Gläsern oder Flaschen aufbewahrt.

Seifenspiritus zum Rasieren.

Zwei Lot Venetianische Seife werden mit einem halben Lot Weinsteinsalz in einem steinernen Mörser zerstoßen und in kleinen Portionen, nach und nach, 16 Lot *eau de Lavande* hinzugegossen. Sobald sich diese Flüssigkeit mit bei den vorangeführten Materien wohl vereinigt hat, wird sie filtriert und in verschlossenen Gefäßen aufbewahrt. Beim Gebrauche tut man einige Tropfen davon in einen Löffel voll warmes Wasser und schlägt diese Mischung zu einem Schaume.

Rezept zu echtem Kölnischen Wasser.

Herr A. V. Greenville teilt in seiner Reisebeschreibung folgendes Rezept zu echtem Kölnischen Wasser mit: Bergamottessenz, Zitronenschalen, Lavendel und Pomeranzenblüten, von jedem 1 Unze; Zimtessenz, eine halbe Unze; Rosmaringeist und Melissengeist, von jedem 15 Unzen; starken Alkohol, 7 ½ Pinte. Alles dieses wird gehörig gemischt, 14 Tage lang stehen gelassen und hierauf in eine gläserne Retorte getan, deren Bauch in ein Gefäß mit siedendem Wasser taucht, unter welchem eine Weingeistlampe brennt, und deren Schnabel in eine große gut abgedichtete Vorlage übergeht, die immer mit nassen Tüchern bedeckt wird.

Über die Dittmarschen Rasiermesser

Die verbesserte Fabrikation der Rasiermesser aus der Fabrik von Gebrüder Dittmar in Heilbronn a/N betreffend, findet sich aus des Herrn Professor Karmarsch gediegener Feder in den "Mitteilungen des hannov. Gewerbevereins vom J. 1845" folgender höchst interessanter Artikel:

„Das Bedürfnis nach guten Rasiermessern und die häufigen Klagen, daß man nur zufällig unter den im Handel kursierenden Rasiermessern gewöhnlicher Art, selbst den elegantesten und teuersten, ein recht gutes bekomme, veranlasste die in der Überschrift genannten Fabrikanten schon vor vielen Jahren, diesem Gegenstande alle Aufmerksamkeit und Sorgfalt zu widmen. Nach ihrer Erfahrung liegt der Fehler nicht allein in der minderpünktlichen Behandlung der Klingen beim Schmieden und Härten, als vielmehr auch in der gewöhnlichen Konstruktion der Rasiermesser, denn wegen des

Missverhältnisses des dicken Rückens zu der dünnen Schneide können die Klingen nicht durchaus gehörig gehärtet werden. Geleitet durch diese Betrachtung, verfertigten sie bereits im Jahre 1829 Rasiermesser von gleicher Stärke mit aufgeschobenem Rücken, und diese Verbesserung, wofür sie damals in Württemberg patentiert wurden, bewährte sich seither so gut, daß sich ihr Fabrikat jetzt im weiten Kreise des besten Rufs erfreut. Auf der allgemeinen deutschen Gewerbe-ausstellung zu Berlin im Jahr 1844 fanden dieselben, nebst den andern vorzüglichen Erzeugnissen der Gebrüder Dittmar, ungeteilten Beifall.

Aus neueren Erfahrungen zogen die Fabrikanten jedoch den Schluß, daß die Klingen stets desto besser ausfallen, je weniger sie beim Schmieden erwärmt werden, denn der feine Stahl nimmt, besonders in dünnen Stücken, durch häufiges Erwärmen leicht Schaden. Dieser Umstand machte es sehr wünschens-wert, die dünnen Rasiermesserklingen auf kaltem Wege herzustellen, und es ist den Gebrüdern Dittmar neuerlich, in dem fortwährenden Bestreben, ihrem Fabrikate die möglichste Vollkommenheit zu geben, gelungen, jenes Schmieden und warme Zurichten gänzlich zu beseitigen, und demgemäß mit größter Sicherheit die vorzüglichsten Rasiermesser zu erzeugen. Sie walzen nämlich den feinsten Indiastahl in kaltem Zustande bis zur Klein-gendicke und pressen oder schneiden dann aus diesem kaltgewalzten Stahle, mittelt einer Prägemaschine, eben-falls kalt, auf einen einzigen Druck, die Klingen aus. Alle auf diese Art gewonnenen Rasiermesser zeichnen sich vorzugsweise durch ihre dauerhafte feine Schneide aus, denn die Klingen haben schon durch das Walzen und Pressen eine so außerordentliche Dichtigkeit angenommen, dass sie zum Zwecke der Härtung weit weniger, als sonst, erwärmt werden dürfen, wozu nach einer eigentümlichen Methode die Flamme von Kohlenstoffwassergas in Anwendung gebracht wird. Hierdurch wird den Messern der größte Teil der ursprünglichen Zähigkeit des feinen, ungehärteten Indiastahls erhalten, welche beim gewöhnlichen Härteverfahren im Verhältnisse mit dem Grade der angewendeten Erhitzung und Abkühlung verschwindet.

Da durch die schwarze englische Politur die geschliffenen Rasiermesser leicht verbrannt, d.h. an der Schneide nachteilig erweicht werden, so haben die Gebrüder Dittmar ihren Patentrasiermessern durch galvanische Vergoldung eine matte Goldfarbe gegeben, und um das häufige Rosten des hinteren Teils der Klingen (des sogenannten Talons), besonders in Elfenbeinheften, zu verhüten, belegen sie denselben sie denselben mit Neusilber.

Von der spezifisch verschiedenen Einwirkung auf den Stahl, welche bei dieser Fabrikationsmethode, im Vergleich mit der sonst üblichen, stattfindet, gibt schon die interessante Beobachtung ein sprechendes Zeugnis: daß an den Dittmar'schen Messern von verdichtetem Stahle, welche mit einer nur geringen Erhitzung und Abkühlung vollends auf den nötigen Härtegrad gebracht werden, sehr schöne feine Damastzeichnungen erscheinen, wenn die der Vergoldung vorausgehende Ätzung ihre innere

Tertur bedeckt, wogegen die aus derselben Stahlsorte geschmiedeten Klingen, welche stärker geglüht und abgekühlt werden müssen, um die gehörige Härte zu erhalten, beim Wetzen entweder schlicht bleiben, oder nur feine Punkte zeigen.

Nicht zu verwechseln mit der Dittmar'schen Fabrikation ist die schon vor längerer Zeit in Frankreich patentierte Methode, Rasiermesser aus dünnem Stahlbleche zu pressen, oder vielmehr auszuschneiden, denn obwohl diese letztgenannte Operation des Ausschneidens in beiden Fällen angewendet wird, so findet doch ein höchst wesentlicher Unterschied statt. Beim französischen, nur auf Beschleunigung der Fabrikation, aber keineswegs auf Verbesserung der Klingen berechneten Verfahren fehlt das vorausgehende Kaltwalzen des Stahls, womit folglich das angedeutete vorteilhafte Resultat gänzlich wegfällt. Während das Stahlblech, als auf warmen Wege erzeugt, sich vor dem gewöhnlichen Stahle in keiner Weise auszeichnet und ungleich, ja sogar stellenweise verbrannt ist, übertrifft das Korn einer kaltgewalzten Stahlplatte an Feinheit, Dichtigkeit und Gleichförmigkeit den besten käuflichen Stahl Eben deshalb ist bei den aus Stahlblech geschnittenen Messern die genügende Härtung nicht anders, als auf die gewöhnliche Weise, durch starke Erhitzung und Abkühlung möglich, so daß ein zweiter wesentlicher Vorzug der Dittmar'schen Methode hier ebenfalls unerreicht bleibt.

Die württembergische Regierung hat für diese wesentlichen Verbesserungen in der Rasiermesserfabrikation den Gebrüdern <u>Dittmar</u> unter den 5. Juli 1845 ein Erfindungs-Patent auf zehn Jahre verliehen; und am Geburtsfeste des Königs, 27. Sept. d. J., bei der zur Feier dieses Tags stattfindenden Prämienausteilung, ist ihnen ein Ehrenpreis, bestehend in einer silbernen Medaille und 30 Dukaten, zuerkannt worden.

Die Erfinder haben mich auf vertraulichen Wege in die genaue Kenntnis ihrer Rasiermesserfabrikation, nach allen Einzelheiten des Verfahrens, gesetzt, und ich kann demnach aus eigener Überzeugung der vortrefflichen rationellen Kombination, welche darin sich ausspricht, das rühmlichste Zeugnis geben, wobei ich durch die Ansicht von Proben des kaltgewalzten Stahls unterstützt werde. Nicht minder mag es mir erlaubt sein, anzuführen, daß die höchst sauber und fleißige Ausarbeitung der fertigen Messer jeder Erwartung genügt, und daß meine bisherige Erfahrung beim Gebrauche solcher Messer auch berechtigt, sowohl deren treffliche Schneide im jetzigen Zustande zu loben, als für die große Dauerhaftigkeit derselben die besten Erwartungen zu hegen. Es gewährt mir demzufolge wahres Vergnügen, alle, welche dieser Gegenstand in irgendeiner Weise interessiert, auf eine neue Leistung des deutschen Kunstfleißes aufmerksam zu machen, deren Anwendung auf andere feine Schneidewerkzeuge gewiß nur vom bedeutendsten Nutzen sein würde.

Mikroskopische Untersuchung der Schneiden an Rasiermessern.

Derselbe gelehrte Verfasser, Herr Direktor <u>Karmarsch</u> in Hannover, erfreut in den von ihm mit redigierten „Polytechnischen Mittheilungen, Heft 1 und 2, 1845" seine Leser auch mit einer ungemein sorgfältigen Untersuchung über die <u>Struktur der Schneiden an scharfen Rasiermessern,</u> wodurch der bisher nur obenhin bekannte Satz, daß die Schärfen aller unserer Schneidewerkzeuge eine gezahnte oder sägenartige Struktur besitzen, die vollste Bestätigung erhält.

Der Herr Direkt. Karmarsch wählte zu dieser Untersuchung Rasiermesser, welche im besten Stande und zum Gebrauche ganz fertig hergerichtet, d. h. auf dem Streichriemen fein abgezogen waren. Diese Messer rührten aus verschiedenen, teils englischen, teils deutschen Fabriken her; eins darunter war aus Wootz (indischem Stahl). Die Untersuchung geschah mittelst eines vortrefflichen Plößl'schen Mikroskops, unter Anwendung einer <u>dreihundertfachen</u> linearen Vergrößerung, und die Gestalt der Schneiden wurde möglichst getreu, teils nach dem Augenmaße, teils mit Hilfe des Sömmering'schen Spiegels, nachgezeichnet. Sämtliche Zeichnungen wurden von drei Beobachtern verglichen und kontrolliert, auch an mehreren der Messer verschiedene Stellen der Schneiden untersucht. Im Wesentlichen zeigte sich überall die nämliche Beschaffenheit, und nur selten waren Teile von einiger Ausdehnung ohne beträchtliche Einbuchten aufzufinden; <u>eine völlig geradlinige Schneide stellte sich nirgends dar.</u> – Die unzählige Menge und die verhältnismäßig bedeutende Größe der Auszackungen setzt in Erstaunen, welches sich freilich vermindert, wenn man bedenkt, daß die größten wahrgenommenen Scharten oder Einbuchten nur etwa den 700sten bis 550sten Teil eines Rheinl. Zolles (nahe den 27sten bis 21sten Teil eines Millimeters) in ihrer Breite und den 3600sten bis 2400sten Teil eines Zolles (den 138sten bis 92sten Teil eines Millimeters) in ihrer Tiefe messen. Nach Hrn. Dir. Karmarsch möchte anzunehmen sein, daß solche auffallend große Scharten dem Ausspringen von Stahlteilchen durch zufällig auf dem Streichriemen vorhandene grobe Körnchen ihr Entstehen verdanken und bei besonderer Sorgfalt vermieden werden können; wogegen die feinen Auszackungen, welche der Schneide die Beschaffenheit einer äußerst zarten, aber unregelmäßigen Säge verleihen, sich schon durch ihr allgemeines Vorkommen als wesentlich, wenigstens unvermeidlich, erweisen.

Maßeinheiten (in Deutschland)

1 Lot = 14,606g.

1 Pinte = 0,332 lt.

1 Unze = 31,1 g.

1 Quentchen = 3,65g.

1 Scrupel = 1,25g.